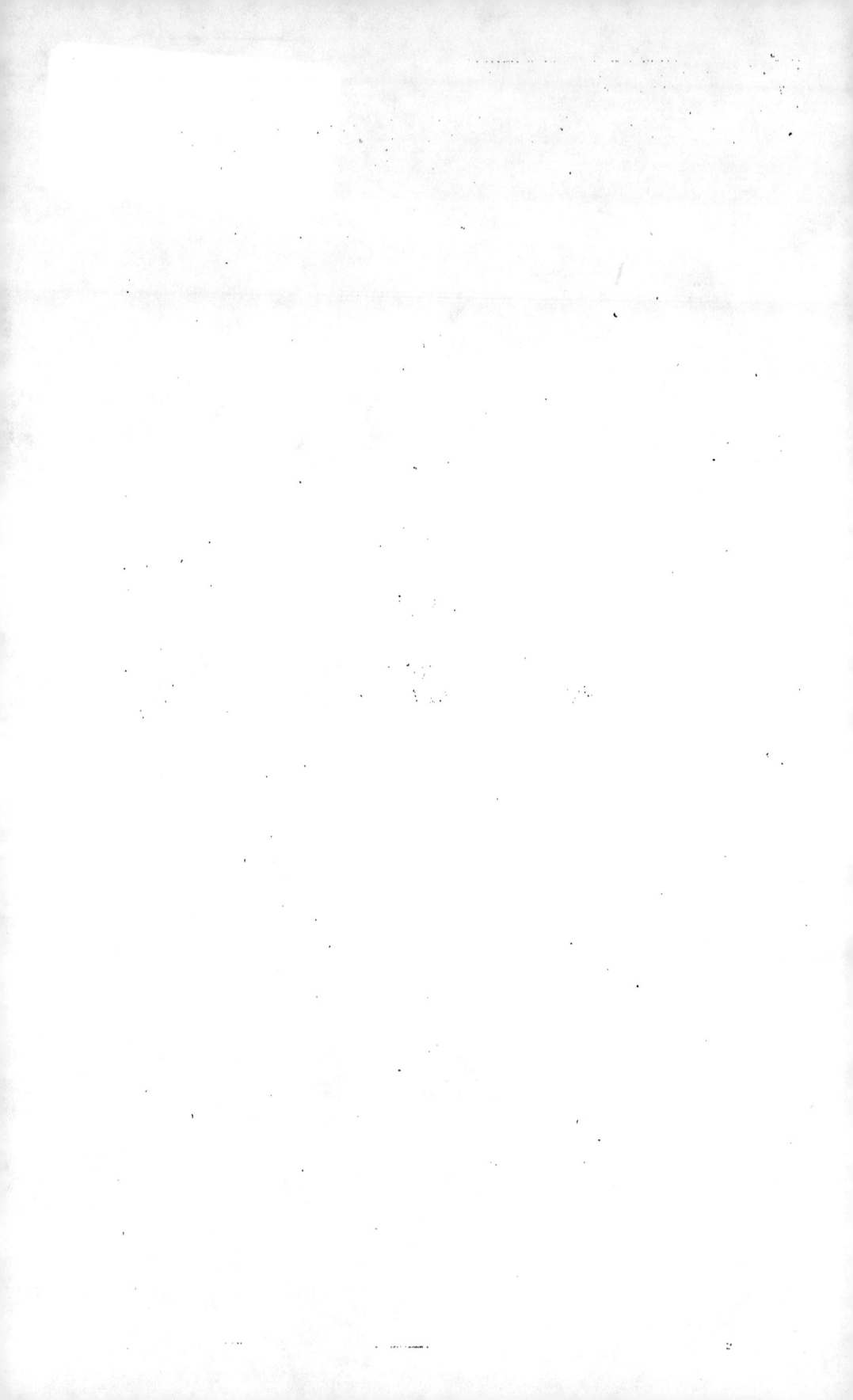

Td 57/32

HISTOIRE

DU

CHOLERA MORBUS,

OU

TABLEAU SYNOPTIQUE

DU CHOLERA ORIENTAL

ET DU

CHOLERA INDIGÈNE EN EUROPE.

PAR UN MÉDECIN DU DÉPARTEMENT DU JURA.

. . . .
Et la garde qui veille aux barrières du Louvre
N'en défend pas les Rois.

Malherbe.

PARIS,

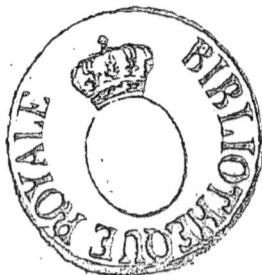

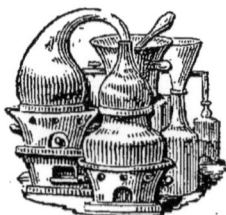

CHEZ LECOINTE, LIBRAIRE, QUAI DES AUGUSTINS.

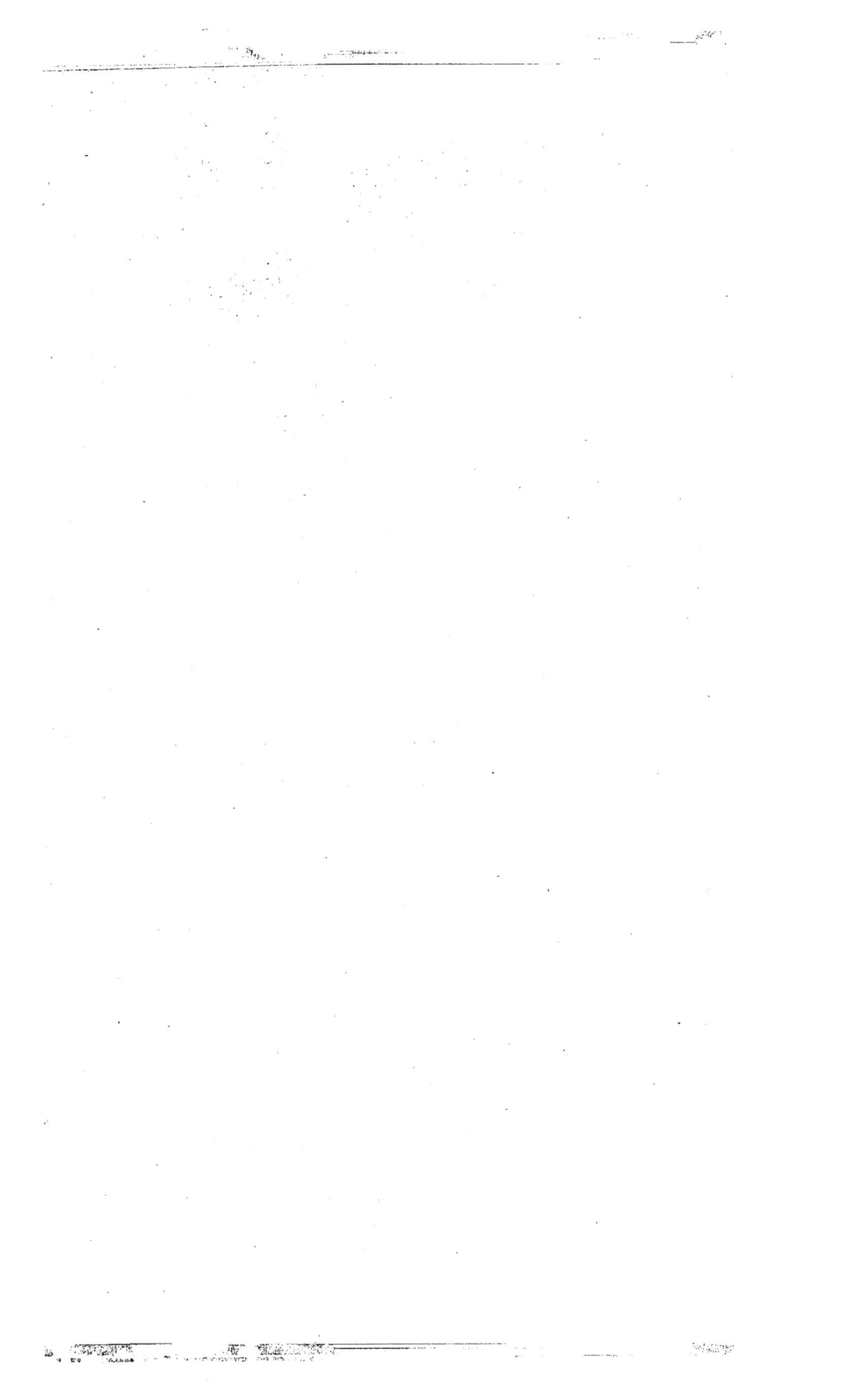

HISTOIRE

DU

CHOLERA MORBUS.

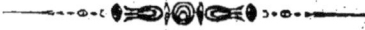

——•—◦—❦❖❦—◦—•——

Vivement pénétré du besoin de connaître le cholera, dont le nom seul répand la terreur sur tout le continent, j'ai recueilli depuis long-temps, à ce dessein, des matériaux que je rapproche aujourd'hui ; en les coordonnant, je les lierai si étroitement que j'en formerai un tout homogène, auquel je donnerai, autant qu'il me sera possible, une physionomie saillante et prononcée qui, dans l'occasion, ne permettra pas la plus innocente méprise.

Si la ressemblance fait le mérite d'un tableau ; j'ose espérer qu'elle ne sera par contestée à celui-ci ; dans le cas contraire, il lui resterait incontestablement celui de l'à-propos.

Et en effet, au moment où, dans toute l'Europe, les gouvernemens inquiets sur l'avenir sanitaire des peuples, portent, avec une prudente sollicitude, leur attention sur les ravages effrayans du *Cholera;* quand déjà, dans certains lieux, les uns luttent contre ce fléau destructeur, les autres contre les influences diverses qui déterminent son développement, on doit accueillir avec quelque bienveillance le travail le plus imparfait qui serait consacré à l'histoire de cette maladie ; car c'est se rendre utile que de coopérer, en quelque chose, aux recherches que réclament si impérieusement et la véhémence de son caractère, et la difficulté de son traitement.

Simple historien, je serai bref, exact et vrai. C'est ici le cas de s'expliquer avec franchise, quelle que soit d'ailleurs la teinte rembrunie que la vérité laisse après elle. Cette condition me sera facile à remplir ; elle sympathise avec mon caractère : racontant de bonne foi, j'écris sans prétention, dès-lors aucun sentiment personnel ne viendra s'interposer entre mes devoirs comme traducteur, et mes réflexions comme médecin. A ce titre, oserais-je espérer que, dans les conjonctures présentes, cet écrit historique et médical inspirera assez d'intérêt pour qu'il ne me reste pas à regretter le peu d'instans que j'aurai employés à cet objet d'utilité publique.

Lorsqu'on a de grands malheurs à raconter, une calamité menaçante à prévenir et à faire comprendre, il faut donc être vrai.

L'homme fort, éclairé par la vérité, trouve dans sa philosophie des ressources contre le mal commun, la peur.

Le faible, averti du péril qui le menace, s'adressera, à temps utile, à ceux dont les conseils pourront le prémunir contre le mal, le rassurer et le guérir de cette pusillanimité funeste qui donne tant de forces à l'ennemi qu'il craint.

Enfin, c'est en parlant le langage de la vérité aux masses imprévoyantes, et toujours indifférentes sur leur avenir, qu'on les arrache à l'apathie qui les domine, et qu'on réveille en elles le sentiment oublié de leur conservation; à l'aspect du danger, le plus léger motif de mécontentement de leur part donnerait lieu aux plus grands désordres. On sait trop combien une faible étincelle peut, en un instant, faire éclater un violent incendie; ainsi donc, sans effrayer le peuple par un réveil assourdissant, comme on l'a fait en Russie, il faut lui faire voir de loin le point nébuleux dans lequel se forme l'orage qui peut un jour éclater sur sa tête, afin qu'il ne soit pas surpris, dans le cas où il serait contraint, par des voies rigoureuses, de changer la douceur de ses habitudes domestiques contre des usages insolites, dont son intelligence ne saurait comprendre l'opportunité.

Furieux, si l'horreur de sa position le portait un jour au désespoir, le peuple, dans son égarement, imputerait, à tort ou à raison, la cause de son mal à ses magistrats, et, empruntant au fanatisme les crimes dont il est si prodigue, il se livrerait, contre eux, aux plus déplorables excès.

Malheur donc à ceux qui, placés au gouvernail dans des temps difficiles, manqueraient de zèle, de prudence ou de fermeté.

La populace moscovite, tout récemment soulevée contre l'autorité, au sujet des mesures prises par les commissions sanitaires, a fait assez connaître avec combien de ménagemens il faut mettre à exécution les décisions extraordinaires, même les moins rigoureuses. Exemple funeste d'abrutissement et d'ignorance qui, heureusement, ne trouverait pas d'imitateurs parmi nous; l'instruction et la civilisation m'en répondent.

De puissantes raisons fondées, soit sur les lois d'hygiène publique bien observée, soit sur le bon état des hommes et des choses, m'invitent à ne pas craindre l'établissement du cholera en France; il y serait privé de cet aliment si précieux qu'il trouve abondamment au milieu des populations énervées de l'Orient, de ce confortant si énergique qu'il puise dans l'atmosphère glacée des régions septentrionales.

Mais malgré l'état satisfaisant de la statistique du royaume, je n'en dois pas moins indiquer ici tous les moyens susceptibles d'éloigner et de combattre l'épidémie qui nous menace.

Déjà je vois l'Allemagne, justement allarmée, interrompre ses communications de voisinage pour l'arrêter à ses frontières, suspendre presque sans succès ses relations commerciales, du moins en ce qui concerne les objets reconnus susceptibles d'importer les élémens miasmatiques gazeux qui engendrent le cholera.

Je vois aussi la France, se reposant sur la sollicitude de son gouvernement, lui fournir les moyens de mettre à exécution le projet salutaire de s'opposer, par toutes les voies raisonnables, à l'invasion de cette épidémie dévorante. Un voile funèbre marque partout son passage, il couvre les plus consi=

dérables cités d'orient, les vastes états du **Czar** sont en proie à cette hideuse maladie, qui s'avançant vers l'occident, est venue joncher de morts le camp des braves et infortunés Polonais. Quelques mois ont suffi pour la transporter en Prusse, à Berlin, et déjà la consternation régne aux alentours des deux résidences royales, *Charlotenbourg* et *Postdam*. Depuis quelques temps aussi la terreur s'est répandue parmi les peuples qui habitent le littoral de la Baltique, et les rives fécondes du Danube.

Si donc, comme on le croit assez généralement, le choléra s'est acheminé en Europe avec la guerre, ou s'il siége plus volontiers au milieu des grands rassemblemens d'hommes; la politique, qui fait la guerre et la paix, ne doit pas rester étrangère aux moyens de le prévenir; elle tient entre ses mains le plus sûr de tous les préservatifs, celui que réclame à grands cris le génie qui veille sur la santé publique, qui préside à la conservation des Empires.

Espérons donc en la paix; elle nous procurera le repos et l'abondance, elle portera dans nos âmes ce calme salutaire sans lequel les plus légères indispositions sont bientôt devenues des maladies mortelles; elle rétablira en nous ce quiétisme heureux qu'on possède si difficilement après des commotions politiques semblables à celles dont viennent enfin chez nous de triompher si généreusement la force et la raison publique. *Dii meliora piis.*

Ce qui porte à croire que le choléra suit les armées, c'est qu'il n'a paru en Russie qu'après la guerre de cette nation avec la Perse et la Turquie, et que depuis il s'est montré plus grand et plus cruel dans les camps russes et polonais, que partout ailleurs. De l'aveu de tous les médecins, et des combattans eux-mêmes, le feu des batailles et la misère inséparable d'une grande réunion d'hommes sur un terrain étroitement limité, battu et épuisé par un séjour prolongé, sont moins redoutables que ce météore empoisonné, dont le souffle tue en quelques heures des hommes pleins de force et d'espérance, pénètre en aveugle dans tous les rangs, frappe dans toutes les conditions, et à toutes les époques de la vie humaine; impartial comme la mort, il est sévère comme elle, il traite avec la même rigueur les princes et les sujets, les généraux et les soldats.

> . . . . . . Pulsat pede
> Regumque turres,
> Pauperumque tabernas.

Dans sa barbare inflexibilité, il a atteint Constantin au pied du trône, Diébitsch à la tête de l'armée, le soldat sous son bivouac, et le sale Mougik sous son chaume enfumé.

Les médecins qui ont observé le cholera sur le théâtre de ses dévastations, qui l'ont suivi dans ses périodes rapides, ainsi que sous les formes différentes qu'il a quelquefois revêtues, me fourniront la base sur laquelle je vais établir mon travail; pour le reste, mettant à profit les opinions diverses, semées çà et là dans les ouvrages périodiques qui nous arrivent de la capitale, ainsi que de celles exprimées autrefois par des autorités médicales, dont le nom inspirera toujours le plus grand respect, j'y recueillerai la substance nécessaire au développement que je dois donner à cet écrit.

Je présenterai le produit de mes recherches dépouillé de cet esprit de systême et de préventions si préjudiciable aux progrès de la science, depuis vingt ans soumise à l'influence des brillantes illusions d'un langage métaphysique, que le *néologisme* appelle aussi *Electisme medical;* et tendent l'un et l'autre à repousser cette instruction naïve, simple, naturelle, dans laquelle se trouverait bien plutôt qu'ailleurs le sanctuaire de la vérité.

Sans doute il faut se tenir à la hauteur du siècle, de ce siècle où les lumières et l'intelligence marchent à pas de géant, où la philosophie brille du plus vif éclat; mais en médecine, l'homme timide qui demande à la nature ses secrets sur l'organisme humain, dont le principal moteur lui est caché, celui qui, étudiant l'admirable disposition de la matière vivante, s'étonne à la lecture des hypothèses savantes qui lui révèlent la beauté des lois qui la régissent, marchent l'un et l'autre plus lentement à leur but, et si l'un et l'autre sont frappés de la régularité et de l'ordre qu'ils ont rencontrés dans l'état naturel des choses, ils ne le sont pas moins à l'aspect des lésions organiques, dont ils rechercheront long-temps encore les causes. Observons comme nos devanciers, mais observons avec les connaissances du jour , sans éviter la lumière qui jaillit encore de l'expérience incontestable des Morgagni, des Haller, des Cullen, des Tissot, des Barthez, des Pinel et de beaucoup d'autres, dont il serait par trop injuste de sacrifier les leçons et la pratique, aux théories spécieuses et exclusives de la médecine physiologique, dont M. Broussais est le créateur. C'est ainsi que nous obtiendrons les plus heureux résultats.

Mais je n'ai point à faire de la théorie dans ce petit ouvrage que je diviserai en deux parties : dans la première, les idées émises, et les conséquences qui en sont déduites, sont propres aux auteurs d'où elles sont tirées, la tradition seule et les réflexions auxquelles elles ont donné lieu, tombent à ma charge. J'y traiterai exclusivement du cholera oriental, des influences éloignées qui y disposent les corps, de ses différentes causes, des symptômes, du siège, du caractère, des moyens préservatifs et curatifs employés dans le Nord comme dans l'Inde pour le combattre ou le prévenir.

Dans la seconde, je m'appliquerai à faire connaître le cholera indigène de nos contrées ; j'établirai la différence qui le distingue du cholera pestilentiel. J'en citerai quelques exemples , et par ces observations , j'en indiquerai les causes et le traitement.

I.ʳᵉ PARTIE.

DU CHOLERA ORIENTAL.

Vers le milieu du 14.ᵐᵉ siècle, en 1351, une maladie affreuse fut apportée en Moscovie par les
Tartares Mongols et les hordes asiatiques qui firent
la conquête de ce pays. La mortalité fut incalculable;
les villes et les campagnes en furent dépeuplées. Ce
fléau mit plusieurs années à parcourir l'Europe ;
des millions d'hommes cédèrent à sa funeste influence, et la mort était non moins rapide qu'elle
l'est aujourd'hui dans le cholera. La France ne fut
pas épargnée ; selon Guy de Chauliac, le dernier des
médecins arabistes, dont les œuvres étaient les seules
classiques dans les écoles de cette époque, le quart de
la population disparut. Une fièvre violente, des vomissemens et des crachemens de sang étaient les symptômes les plus saillans, et en même temps les plus redoutables, dans cette maladie qu'on appela *peste noire*.
Elle était aussi signalée par des tumeurs gangré-
neuses dans les régions articulaires et glanduleuses.
Ce fait seul suffit pour faire supposer une décom-
position septique pestilentielle. Paris s'épuisait en
pertes : il y mourut, dit-on, jusqu'à cinq cents personnes dans un jour ; Marseille en devint déserte. Les
remèdes étaient au-dessous du mal; les médecins par
conséquent réduits au triste rôle de spectateurs,

2

devinrent honteux de leur impuissance et de leur nullité. Le peuple aux abois les insultait, et en désespoir de cause, se noyait dans la débauche et dans tous les genres de plaisirs. Les pauvres accusaient les riches de leur misère, qu'ils reprochaient aussi aux Juifs dont la plupart furent massacrés.

Quelques auteurs mal informés ont cru tout récemment trouver de l'analogie entre cette véritable peste et le cholera; mais rien ne peut justifier cette assertion. L'origine indienne du typhus noir, et la circonstance de la guerre qui le propagea, peuvent seules autoriser ce rapprochement, que la différence des symptômes détruit. A la vérité, dans l'un et l'autre cas, la maladie marche avec rapidité; les pertes qu'elle occasionne sont considérables; mais le cholera ne présente ni bubons ni hémorragies qui sont le type de la fièvre de 1351. Au reste, il est bien pardonnable de confondre des objets vus de si loin.

Jusqu'au 19.me siècle, le cholera morbus n'avait que très-rarement paru avec les caractères d'une maladie épidémique; du moins les traditions sont muettes ou peu satisfaisantes à cet égard. Parmi les auteurs qui, dans leurs nosologies, ont parlé de cette maladie, très-peu sont demeurés parfaitement d'accord sur son caractère; les uns prétendent qu'elle est de nature bilieuse, d'autres la considèrent comme une affection convulsive, nerveuse, attestant la grande mobilité du canal alimentaire; d'autres veulent qu'elle soit inflammatoire, etc., etc. Il est

certain que la vérité se trouve dans ces définitions
prises collectivement, nous le prouverons plus tard ;
mais considérées en particulier, elles sont vagues et
méritent peu de confiance. Cullen, qui déjà observait
le cholera avec soin, nous apprend que dans l'Inde
il était plus redoutable qu'en Angleterre ; mais il n'a
pas dit qu'il y fut épidémique, quoique un très-
grand nombre de ses compatriotes en fussent morts.

Ce n'est qu'en 1817, année de douloureuse mémoire, qui fut pour l'Europe entière une année de
disette et de souffrances, ce ne fut, dis-je, qu'à cette
époque que le cholera parut pour la première fois,
avec le caractère des épidémies, dans le Delta du
Gange. Au rapport de M. Moreau de Jonnès, six
mille habitans de Jessore y succombèrent en quelques semaines. Jessore est donc le lieu natal et
le point de départ de ce fléau appelé par les Européens le *fléau de Dieu.* L'armée coloniale anglaise fut
ravagée. Dans le même temps ou à peu près, la ville
de Banda perdit dix mille âmes de sa population,
Dallahabad autant ; trente mille malades furent en-
levés à Garrukpore.

De là le cholera pénétra dans Madras, envahit la
côte de Corromandel, le long de laquelle il exerça
ses cruautés. Il serait impossible, dit M.ʳ Moreau,
de faire le relevé exact des morts : au Bengale, au
Malabar, dans l'Asie orientale, en Chine, au Japon,
à Siam, en Perse, en Syrie, on évalue à plus de 50
millions le nombre des victimes de la contagion
qui, selon le même médecin, s'est naturalisée dans

ces climats, comme dans le nôtre se sont établies la petite vérole, la rougeole, la coqueluche, etc., etc., si bien que dans quelques villes, depuis quinze ans, on a vu une épidémie cholérique chaque année.

En mai 1819, sur le territoire de la Compagnie des Indes, on portait déjà à 150,000 le nombre des victimes, dont 30,000 européens. La terreur devint si grande, que des flottes chargées de coton furent abandonnées.

Lors de la première apparition de la maladie à Batavia, 17,000 hommes périrent, et plus de 100,000 dans l'île entière. A Bornéo, à Manille, 15,000 insulaires succombèrent en moins d'un mois. Dans le courant de la même année, dont la constitution atmosphérique fut sans doute favorable à l'épidémie, Bankok, capitale de l'île de Siam, perdit 40,000 malades.

A l'île Bourbon, malgré la surveillance la plus scrupuleuse, il suffit de la communication d'un bateau côtier avec un navire suspect pour introduire le cholera dans la colonie, qui, grâce aux soins du gouverneur, n'en souffrît pas. Voici déjà une preuve de l'efficacité des mesures sanitaires ; mais n'en serait-ce pas une aussi à l'appui de l'opinion qui veut que cette affection soit *contagieuse ?* toutefois ce n'est pas la plus accréditée ; en général on ne lui accorde que le caractère *épidémique,* et c'est bien suffisant.

Je vais, en passant, faire connaître sur quoi s'établit cette distinction dans les maladies populaires.

On entend par maladie *épidémique*, celle qui attaque, en même temps et dans un même lieu, un certain nombre de personnes, dépend d'une même cause, ayant son siége dans l'atmosphère ou dans la mauvaise qualité des eaux ou des alimens, agissant exclusivement par la voie de l'absorption ou de la respiration.

Le mot *contagieux* indique assez que dans l'autre cas le mal se communique immédiatement par le contact, par des communications de l'homme avec un corps contaminé, ou des hommes entre eux : il vient de *contangere,* toucher. Mais le mot *contagieux* est pris le plus souvent pour équivalent *d'épidémique*. J'en abandonne la synonimie au langage vulgaire.

Au printemps de 1822, le cholera passa en Perse, et se manifesta à Érivan, Erzéroum, où Abbas-Mirza vit succomber, dans un seul jour de marche, 2,000 hommes de son armée. De là il s'étendit sur les bords de la mer Caspienne, et ravagea Bander-Abassi. Le voilà en rapport avec la frontière asiatique du vaste empire russe où, l'année suivante, il désola Astracan. En même temps, et déjà auparavant, les Chinois furent témoins de ses scènes désastreuses ; Pékin, cette cité si populeuse, payait un immense tribut à la mort.

Cependant dans d'autres régions éloignées, placées sous d'autres latitudes, on voyait aussi la destruction des villes s'opérer comme par l'effet d'une puissance magique. En 1824, le cholera vint en Egypte frapper aux portes de Tybériade, ville de Judée, au nord de Jérusalem, dans la province de Damas.

Le Pacha, pensant bien qu'une telle maladie ne bor-
neroit pas ses ravages à cette seule province, demanda
sagement des conseils au gouvernement français sur
les mesures qu'il avait à prendre pour la combattre.
Le comité chargé de la salubrité publique lui traça
la conduite qu'il devait tenir dans un danger si
imminent ; il s'y conforma , et s'en trouva bien.
Cette démarche confiante et sage de la part d'un
prince peu versé jusqu'alors en économie politique,
lui valut la conservation d'une partie de ses sujets. (*)

Après avoir décimé la population du royaume
d'Astracan, le mal s'assoupit ; ce ne fut qu'en 1828
qu'il reparut à Orembourg. L'année suivante, la
foire de Njini-Novogorod donnant lieu à des rapports commerciaux entre des marchands de différens
pays, fut cause que la contagion éclata dans cette
ville, et bientôt à Moscou, où sur 100,000 personnes-
malades, dans le court espace de trois mois, 15,000
périrent

Au premier août dernier , on comptait,
à Riga , sur une population de 40,000 âmes , 4,350
    malades, dont seulement 180 sont morts ;
à Mittau , sur 12,000 habit., 785 malades, 402 morts;
à Lamberg, sur 45,000 hab., 3,600 mal., 1749 morts;
à Dantzick , sur 526 malades, 379 décès ;
à Elbing , sur 22,000 hab. , 269 malad. , 175 décès ;
à Kœnisberg , sur 419 malades , 217 morts ;
à Posen , sur 166 malades , 128 morts.

. (*) On a appris depuis que le cholera fut apporté en Arabie par les
pélerins qui se rendaient à la Mecque, et que sur 50,000 de ces pieux
voyageurs 20,000 succombèrent.

On s'étonnera de l'immense différence qui se fait remarquer dans le nombre des malades et des morts, par rapport à la population des lieux infectés ; elle tient aux précautions qui ont été prises par la police; Dantzick, Kœnisberg et Elbing ont séparé leurs malades; et les ont rélégués dans des établissemens formés à cet effet.

Mais continuerai-je le récit de tant d'horreurs? poursuivrai-je mes tristes investigations? chercherai-je encore des traces du plus épouvantable de tous les maux, lorsque déjà j'ai compté les morts par millions?....

Je m'arrêterai, je quitterai cette scène de deuil, et pour calmer mes justes inquiétudes sur notre avenir, je me retrancherai dans la douce espérance que la mortalité sera moins grande sous les régions tempérées de l'Europe occidentale, qu'en Asie, et sous la zône glaciale de Pétersbourg.

Les hommes de l'art qui ont étudié le cholera dans ces deux parties du monde nous l'assurent, et déjà des faits nous en fournissent la preuve ; l'armée des Russes et des Polonais, bien que maltraitée, l'a-t-elle été avec autant de rigueur que celle d'Abbas-Mirza? et Varsovie qui, dans sa misère, ne vivra désormais que de gloire, ne perd pas ses citoyens comme Pékin, Érivan ou Moscou.

C'est donc au climat indien et à la température froide et humide du nord de l'Asie et de l'Europe qu'il faut attribuer la malignité avec laquelle les épidémies sévissent contre les habitans. Les anciens savaient déjà que les constitutions atmosphériques sous l'influence desquelles se manisfestait une maladie populaire en orient, étaient de nature à lui imprimer le caractère le plus grave, le plus meurtrier.

Il faut le dire avant d'aller plus loin, si la malignité des maladies a souvent pris ce caractère dans les élémens malfaisans répandus dans l'atmosphère, elle l'a pris souvent aussi dans les mauvaises dispositions physiologiques de certains individus; et dans la question qui nous occupe, le cholera peut ne paraître aussi mauvais que parce qu'il attaque un grand nombre d'individus, sinon déjà malades, tout au moins débiles ou convalescens.

Un état atmosphérique momentanné augmente, diminue, ou modifie souvent la puissance de ces causes générales, et les variations fréquentes auxquelles les différens malades sont assujettis, influent d'une manière spéciale sur la gravité du mal, et par conséquent sur le sort des individus. Les physiologistes reconnaissent de quelle importance sont, dans une maladie quelconque, les dispositions sanitaires ou morbifiques d'un sujet ; c'est pour cela qu'ils insistent si fortement sur les précautions hygiéniques qui maintiennent les unes et détruisent les autres. C'est donc à l'hygiène, cette partie de la médecine qui conserve la santé, qu'il faut s'adresser lorsqu'on veut se soustraire aux mauvais effets d'une maladie régnante ; c'est par elle que nous conserverons entre nos organes cette heureuse harmonie qui soutient la vie dans toute

sa force; c'est par elle que nous nous préserverons
de ces dispositions maladives qui s'aggravent dans
les fièvres aiguës, ou qui leur impriment une malignité qui n'est souvent pas dans leur nature.

Passons maintenant aux causes du cholera, les
unes sont éloignées ou prédisposantes; les autres
sont occasionnelles, et déterminent la maladie à
laquelle le sujet est préparé.

Les causes appelées accidentelles ne doivent pas
trouver place ici, elles supposent un cholera simple
spontanné, comme serait, par exemple, une indigestion violente, qui succéderait à l'usage d'une substance âcre, vénéneuse, malfaisante, etc. Les deux
premières sont communes aux variétés de cholera.

Causes prédisposantes.

Le tempérament bilieux, une grande irritabilité
des plexus abdominaux, la température élevée ou
froide, ses variations brusques et fréquentes, les
émotions vives, les peines de l'âme anciennes et
profondes, enfin tout ce qui débilite ou énerve; je
ne dois pas oublier l'abus des plaisirs. Ces causes
varient dans leurs effets en raison des lieux et des
personnes, et selon l'influence qu'elles reçoivent des
agens étrangers inconnus. C'est ainsi qu'un cholera
n'appartenant pas à l'épidémie cholerique régnante,
viendrait éclater dans le sein d'une famille bien
portante, serait moins dangereux que s'il eût pris
naissance dans un hôpital, dans une prison, ou au
milieu d'un camp; le bien-être domestique modifie

favorablement la maladie, tandis qu'elle s'aggrave-
rait si le malade étoit placé sous l'atmosphère malfaisante qui environne les établissemens publics.

Causes occasionnelles.

Ces causes sont : l'usage des alimens lourds et
trop gras, ou mal préparés, les légumes et les fruits
non mûrs, les substances froides, les mauvais vins,
la bière acide, les fatigues, les privations (celle du
sommeil particulièrement), le froid immédiat appli-
qué sur l'estomac ou sur le ventre, l'usage des substances irritantes en général, enfin, et cette cause
spéciale appartient à l'épidémie ou à la contagion,
l'action d'un air infecté ou chargé d'un principe
délétère qui pénètre par la voie de la respiration ou
par celle de l'absorption.

Symptômes.

Le choléra, dit le docteur Hubenthal, médecin
russe, qui a suivi l'armée en Perse en qualité d'inspecteur, se manifeste ordinairement d'une manière
subite, sans symptômes précurseurs ; il débute par
des nausées, des vertiges, des vomissemens et des
évacuations inférieures continuelles et d'une violence extrême. Les premières matières expulsées sont
mêlées d'alimens, ensuite elles paraissent troubles
et blanches comme du lait, se faisant remarquer
par une odeur *sui generis*. La quantité du liquide
rendu surpasse de beaucoup celle que le malade a
prise en boisson ; ces évacuations continuent quoi _

qu'on s'abstienne de boire, et dans le plus grand
nombre des cas, elles ont lieu sans effort. Soumis
à l'analyse, le liquide rejeté ne donne que des résultats vagues, sur lesquels les chimistes n'ont encore
pu s'expliquer d'une manière satisfaisante.

Ne semble-t-il pas voir, dans cet excès d'évacuation, tous les fluides abandonner les solides et se
donner rendez-vous à l'estomac et sur le tube intes-
tinal, où les appelle une excitation insolite de nature
extraordinaire? et dans cette perturbation inouie,
ne voit-on pas aussi les organes agissant en sens in-
verse des lois physiologiques, repousser au loin et
refuser aux absorbans la substance qui répare les
pertes, soutient les forces et vivifie; dans un tel dés-
ordre, la vie est suspendue ou plutôt elle existe exclusivement sur les organes malades qui, en quelques
heures, se consument, si je puis me servir de cette
expression, s'épuisent et meurent? L'absorption ne
se fait pas avec cette harmonie indispensable qui doit
exister entre les nombreux canaux chargés de cette
fonction. La nutrition est nulle, et bientôt l'altération
des traits annonce l'altération de la vie qui se retire
des extrémités. Un froid glacial se répand sur tout
le corps, et cette sensation est accompagnée d'une
soif ardente, coïncidence étrange qui signale un
grand danger. Le malade se plaint de douleurs aiguës
à la poitrine, autour du diaphragme, et plus vive à
l'estomac et au ventre que partout ailleurs, n'aug-
mentant néanmoins pas à la pression : le cœur bat
faiblement, le pouls est misérable, fréquent et irré-

gulier ; spasmes, crampes fatigantes aux extrémités, défaillance, voix altérée, émue, tremblante; *douleur particulière à l'épine dorsale, accompagnée d'une sensation de froid intérieur dans cette partie;* agitation continuelle, le malade ne trouve aucune position qui lui convienne, il se tient plus volontiers sur son ventre ; ses yeux perdent leur splendeur, ils sont retirés dans l'orbite et à demi ouverts, symptômes graves, effrayans, toujours mortels ; ils signalent le second degré de la maladie conjointement avec la couleur terreuse de la face, la lividité des lèvres, du nez, des oreilles ; le bout des doigts et des orteils sont couverts d'une lame bleuâtre ; le sang qu'on tire ou qu'on a tiré est épais, noir, fort au-dessous de son degré de chaleur naturelle; la respiration est lente, entrecoupée de profonds soupirs ; la langue froide est humide, les urines presque nulles. Malgré la rapidité avec laquelle marche le cholera, on distingue encore son troisième degré par l'affaiblissement des sens: le malade auparavant fort occupé de ses souffrances devient indifférent, insensible ; il ne veut rien, ne se plaint de rien, vomit sans effets et par jets, répond machinalement aux questions qu'on lui adresse, oublie en parlant quelques mots de ce qu'il veut dire, le froid augmente encore, le médecin s'en aperçoit au toucher, et le malade ne s'en plaint plus, la peau des mains et des talons se ride, le corps est couvert d'une sueur glacée, quelques légères marques de délire se présentent et l'intelligence n'est déjà plus, que la vie animale se défend encore un peu. Telle est l'expression fidèle du cholera indien, ainsi rendue par tous les médecins qui l'ont étudié dans le lieu même de son origine, et sont restés unanimement d'accord sur les causes comme sur les symptômes de cette maladie. C'est aussi sous les mêmes apparences qu'il se présente en Russie, en Pologne et dans les provinces voisines que des communications indispensables ont livrées à cet ennemi terrible de l'espèce humaine, fort heureusement il s'y fait sentir avec moins de rigueur. On le rencontre beaucoup plus rarement que dans l'Inde sous cet aspect livide qui lui a fait donner la distinction de *cholera noir*, dans lequel les douleurs redoublent d'acuité, les vomissemens sont nuls, la stupeur et l'énervation sont profondes, et en général tous les symptômes du plus mauvais caractère. Ce cholera ne constitue pas une maladie particulière, il exprime seulement un danger plus imminent, déterminé par une infection, une imprégnation miasmatique plus considérable, par une disposition physiologique peu favorable au sujet, ou par l'effet de ces deux circonstances réunies. En conséquence le cholera *noir* et le cholera *blanc* ou ordinaire ne sont que deux nuances bien distinctes de la même maladie, et non deux maladies différentes.

Maintenant se présente naturellement la question délicate et difficile à résoudre, parce qu'elle est obscure encore aujourd'hui : celle de savoir quel est le siége de la maladie, et son caractère essentiel. Cette question n'est pas tellement simple qu'on puisse

l'aborder sans la diviser. En effet, si l'on veut envisager le cholera comme maladie épidémique ou
contagieuse (et c'est l'objet de la Ire partie de ce
mémoire), on sera obligé de lui reconnaître pour
cause un agent particulier de nature spéciale, affec-
tant et détruisant nos organes d'une manière spéciale
aussi.

Tandis que, considéré dans la simplicité sous
laquelle nous le rencontrons çà et là dans le pays,
le cholera provenant d'une infraction aux lois de
l'hygiène, ou de l'irritation plus ou moins vive des
voies digestives ou biliaires, ou tenant à ces deux
causes simultanément, il sera plus facile de lui
assigner un caractère, et de reconnaître quel est
bien réellement le lieu où il établit son siége.

Le cholera oriental prend, dit-on, position dans
les centres ganglionnaires et dans le système nerveux
spinal (la douleur à l'épine dorsale que j'ai signalée,
peut servir d'appui à cette supposition). Mr Christie,
médecin anglais, place le siége de cette maladie dans
le système muqueux; un autre médecin affirme que
les organes digestifs, que le docteur Annesley sup-
pose être exclusivement compromis, ne sont affectés
que d'une manière secondaire, et que l'affection
primitive est dans le cerveau; eh bien les autopsies,
comme on le verra tout à l'heure, ne produisent rien
en faveur de cette assertion; les organes interrogés
après la mort sont muets ou presque muets, leur
inspection laisse après elle la plus désespérante incertitude, la plus déplorable indécision. Sur quelle

base, en effet, établir un traitement, opposer une
digue à un mal qui, en peu d'heures, met en perturbation toute l'économie, lorsqu'on n'est pas d'accord
sur sa nature? Si du moins les ravages du cholera si
effrayans, si une marche moins rapide permettaient
aux médecins de bien se pénétrer de son caractère,
en l'observant avec calme; si l'on pouvait se dire
in dubio siste et expecta;..... mais la rapidité et les
rigueurs de l'épidémie s'y opposent, il faut agir et
agir souvent, sans s'être tracé un plan raisonnable
de conduite, et puis viennent les hypothèses,....... les
discussions stériles et interminables, et puis le temps
s'écoule, les hommes meurent, et la science n'en a
pas fait un pas de plus.

Dans ma conviction intime, j'ai toujours regardé
le cholera simple comme une affection nerveuse
dans laquelle la sensibilité et l'irritabilité sont sorties
du type ordinaire même des maladies ganglionnaires
les plus prononcées; pensant bien que la muqueuse
du tube alimentaire était, pour une grande partie,
dans la scène toujours grave que cette maladie présente à la méditation des gens de l'art; mais aujour-
d'hui j'en demeure encore plus convaincu, depuis
que M.ʳ Double, dans son rapport à l'académie sur
le cholera, dit à cette compagnie, « Que la commis-
« sion considère le cholera comme une maladie
« complexe, dépendant d'une lésion profonde de
« l'innervation et d'une affection catarrhale de la
« muqueuse intestinale, qui se disputent réciproque-
« ment la prédominance. »

L'exaltation excessive de la sensibilité nerveuse et l'irritation phegmatique des muqueuses seraient donc les causes principales de ce phénomène, qui rappelle la chaleur animale à l'intérieur, qui refoule le sang vers le cœur, et provoque le froid extérieur qui fige ou coagule ce fluide dans les capillaires veineux ou artériels des organes musculaires et cutané ; ce serait par le même effet que le pouls disparaît sous le doigt ; enfin, que la stase du sang donne une teinte si livide aux malheureux succombant au *cholera noir.*

Je le répète pour n'y plus revenir, l'épigastre et ses annexes surexcités par le développement d'une sensibilité démesurée, ont bientôt vu se rompre les rapports physiologiques qui se lient aux autres organes , et l'harmonie de leurs fonctions cessant, il en résulte promptement dans les grandes opérations de la chimie vivante, un bouleversement mortel. C'est ainsi que se conçoivent le cholera et les lésions vitales qu'il occasionne.

Cependant tous les praticiens ne le voient pas dans le même optique ; le docteur Coster, entre autres, est d'une opinion bien différente ; voici ce qu'on lit dans la *Revue britannique* de mai dernier, sur la nature du cholera, et sur la possibilité de le prévenir : c'est, dit-il, un accès de fièvre pernicieuse à son plus haut degré de violence. Or, puisqu'il y a entre la fièvre et le cholera une si grande analogie de *causes,* donc il doit y avoir analogie dans *les effets,* donc le cholera doit être combattu comme la fièvre,

par le quinquina, donc nous aurons un spécifique
contre l'épidémie. L'auteur le veut ainsi, mais voici
une difficulté qu'il a sentie, et il dit : « Comme le
« cholera n'a pas de remission ou d'intermission
« qui puisse permettre d'attendre un moment favo-
« rable pour donner le kina ou ses préparations
« salines à l'effet d'arrêter la fièvre, il n'y faut plus
« penser. » Ce ne sera plus aux malades qu'il s'adressera, ce sera aux personnes encore en état de santé
qu'il offrira les secours de sa découverte; c'est comme
préservatif, que tout le monde sera tenu de prendre
la kinine ou la décoction de kina ! L'idée d'une similitude entre le cholera et la fièvre pernicieuse n'est
pas absolument absurde, quant à la physionomie,
quant aux résultats; mais néanmoins elle donne lieu
à une fausse proposition, qui a conduit l'auteur à
une fausse conséquence : et en effet, il est arrêté
brusquement au traitement immédiat, c'est-à-dire à
l'application de son remède qui, dans le cas de fièvre
pernicieuse, est réellement doué de la propriété
spéciale de conjurer le mal, d'éloigner la mort;
tandis que, dans le cholera, il ne peut trouver un
temps opportun à son introduction. Comme moyen
perturbateur, le kina écarte l'accès de la fièvre;
comme tonique et astringent, il le prévient. Mais
peut-on, à ce titre, en invoquer l'usage dans la
déplorable perturbation qui a lieu dès le début du
cholera lui-même, au milieu d'une irritation des
muqueuses du canal alimentaire et de la sensibilité
exaltée des plexus abdominaux. Cette pensée seule

effraierait, ce me semble, les plus froids détracteurs
du système des irritations ou de la médecine physiologique.

Une autre question également fort importante est
restée jusqu'à présent dans le domaine obscur des
hypothèses ; c'est celle de savoir si le cholera est
épidémique, ou s'il est contagieux? Pour la résoudre
je m'empare de l'opinion du docteur Foy, qui
observe la maladie en Pologne avec un dévouement
et une philantropie antiques : il a respiré, pendant
une demi-heure, l'haleine d'un cholerique; il en a dé-
gusté les matières vomies; il s'en est inoculé le sang,
et pourtant de ces dangereuses épreuves il n'a res-
senti que des frissons et un mal de tête violent. Cette
expérience isolée est insuffisante pour décider, pour
fixer le jugement des gens de l'art, pour lever les
doutes des contagionistes ; avec eux je suis bien éloi-
gné de dire *ab uno disce omnes*. Pour que cette tenta-
tive méritât plus d'égards, il faudrait que le coura-
geux expérimenteur n'eût absolument rien éprouvé;
il faudrait être bien sûr que ses opinions ou ses
préventions particulières fussent demeurées étran-
gères au rapport de son expérience, et ne pouvoir
pas alléguer que sa position de santé ou ses dispositions physiologiques ne repoussaient pas, dans le
moment, l'inoculation ou l'imprégnation de l'agent
épidémique.

Cependant d'autres expériences faites en d'autres
circonstances militent fortement en faveur de l'opinion de M.' Foy: ce sont celles du docteur Charvin,

sur le typhus ictérode ou la fièvre jaune, et celles
faites long-temps auparavant avec un dévouement
non moins stoïque, à l'armée d'Égypte, par M.ʳ le
baron Desgenettes, par Napoléon lui-même qui,
pour rassurer le soldat, tentèrent de s'inoculer la
peste, et pourtant n'en furent pas atteints. (1)

Malgré l'autorité de ces faits, j'aurois peine à me
décider à ne voir qu'une chimère dans la possibilité
de la contagion. En effet, comment croire que les
miasmes atmosphériques seuls puissent porter en
même temps le cholera dans plusieurs villes d'Allemagne fort éloignées les unes des autres, et surtout
dans une latitude différente, n'étant nullement sous
les mêmes courans d'air ? Comment croire que le
contact opéré par le bateau côtier de l'île Bourbon
avec un navire suspect, ait donné la maladie, par le
dégagement d'un gaz malfaisant enveloppé, pendant
un long trajet, dans l'atmosphère seule du bâtiment ?
Comment enfin se rendre compte des résultats satis-
faisans qu'on a obtenus jusqu'à présent de l'inter-
ruption des communications personnelles ou commerciales avec les pays contagiés, si on persiste à ne
voir que dans l'air l'élément ou la cause de l'épidémie ; si on ne veut pas admettre les émanations
animales qui s'exhalent des hommes qui ont eu le
cholera, ou qui ont habité les lieux sur lesquels il

(1) Lind, et depuis MM. Annesley, Christie, Schmerrer, Levincent
qui ont écrit sur le cholera indien, sont non contagionistes, ainsi que
M. Marin d'Urbal et M. Jacnichen dans leurs lettres à l'Académie des
Sciences.

exerce ses ravages, on aura de la peine à établir
une distinction satisfaisante, une démarcation tran-
chée, et à opérer une conviction bien solide.

On ne peut ici s'en tenir strictement au sens du
mot *contangere* (toucher), qui, pris implicitement,
ne donnerait que l'idée de ces maladies de peau,
communiquées par le contact immédiat, comme la
gale, la petite vérole, la syphilis même si l'on veut.
Il a, dans les épidémies ou maladies populaires, un
sens plus étendu ; il comprend tout ce qui peut, in-
dépendamment des influences atmosphériques, agir
sur les hommes, soit entr'eux, soit par leurs rapports
avec les corps qui les environnent, dont ils se servent
médiatement ou immédiatement.

D'ailleurs, si l'on veut envisager le cholera dans
le sens des non contagionistes, si l'on veut ne voir
en lui qu'une épidémie dans toute l'acception de ce
mot, à quoi peuvent servir les cordons sanitaires
dont chaque souverain fait sur sa frontière un rem-
part contre ce fléau ? que produiront les commissions sanitaires, quelque savantes et zélées qu'elles
puissent être ? pourront-elles s'opposer à l'invasion
d'un agent délétère enveloppé dans les vapeurs atmosphériques, dont les vents sont les introducteurs
naturels envers et contre tous ? *Adhuc sub judice lis
est.*

Ces considérations, sans être exprimées par une
logique pressante, n'en sont pas moins susceptibles
d'opérer quelques conversions ; car il est aussi impossible de ne pas admettre la propriété contagieuse

dans le cholera, qu'il serait absurde de ne pas reconnaître dans cette affection un principe épidémique. S'il me faut d'autres autorités, j'indiquerai
celle de MM. Horn et Wagner, professeurs à Berlin.
J'y joindrai celle du baron Larrey qui, dans son
mémoire sur le cholera, se prononce pour la contagion.

Lorsqu'on veut vérifier l'exactitude d'un pronostic
sur la nature et sur le siège d'un mal qu'on n'a pu
détruire, c'est à l'anatomie pathologique qu'on en
appelle, c'est aux cadavres qu'on demande la vérité.
Pour les maladies organiques en général, on retrouve
dans les organes malades les traces des désordres
qui s'y sont fait sentir ; des recherches lumineuses
révèlent la justesse ou l'incertitude des décisions
qu'on a portées : il n'en est pas malheureusement
ainsi dans les lésions vitales, qui ont pour cause une
trop grande irritabilité du genre nerveux ou l'altération spontanée d'un fluide ; c'est le cas qui se présente après le cholera. L'anatomie est muette comme
la mort ; la cause de la mort est invisible comme
l'*aura* qui communique la vie.

C'est en vain que, dans leurs autopsies, les médecins disent : les uns qu'ils ont reconnu une couleur
vermeille aux intestins, accompagnée d'une excré-
tion abondante de matières gélatineuses et pultacées.
(Annesley.)

Les autres, que la muqueuse intestinale est déco-
lorée, mais que le canal alimentaire est rempli d'une
matière blanchâtre, visqueuse, que l'on rencontre

dans les phegmosies des membranes muqueuses.
(Christie).

D'autres enfin (Levincent), que les lésions des organes digestifs ne sont que secondaires et sous la
dépendance de l'action primitive des lésions cérébra-
les (et le malade conserve pourtant sa raison dans
toute son intégrité jusqu'aux derniers momens), re-
présentées par l'épaississement des membranes et l'engorgement des vaisseaux du cerveau après la mort ;
le résultat de ces opérations est jusqu'à présent trop
insuffisant pour qu'on puisse en tirer des conclusions
satisfaisantes.

Que le cadavre d'un cholerique soit offert au plus
habile anatomiste, fût-il Bichat lui-même ; qu'il
l'examine avec l'attention la plus scrupuleuse, s'il n'a
pas assisté au combat de la vie avec la mort, s'il n'a
aucuns renseignemens qui puissent lui donner des
préventions, que décidera-t-il des remarques, des
découvertes qu'il aura faites? rien; sur les apparences
vagues des légères lésions anatomiques qu'il aura
reconnues, sur des circonstances communes offertes
par tous les cadavres, que conclura-t-il? rien. S'il
est sage et de bonne foi, s'expliquer par suppositions
serait une prétention funeste à la science, et celui
qui aime son état doit au public les vérités qu'il
découvre, se réservant les doutes qu'il livrera à ses
propres méditations.

Voici encore, d'après le docteur Hubenthal, qui
m'a fourni de précieux renseignemens dans cet ouvrage, ce qu'on trouve de plus remarquable à l'ouverture des hommes morts du cholera indien.

Partout engorgement des vaisseaux sanguins dans les organes les plus essentiels à la vie, sans *extravasation* ou *inflammation*. Les meninges sont injectés, les vaisseaux cérébraux chargés d'un sang noir et épais; l'intérieur du rachis, présente le même phénomène; la (1) moëlle épinière ramolie chez un certain nombre de sujets; le cœur (2) et les poumons regorgent de ce fluide à demi coagulé; le diaphragme et l'épiploon légèrement rouges; l'estomac et les intestins grêles, surtout d'un rouge foncé, çà et là des traces d'une putréfaction commençante; l'épigastre plein d'eau, les intestins pleins d'air, la vésicule du fiel contient une bile noire; le canal cholédogue est souvent fermé.

A cet aspect tout de congestion sanguine, tout apoplectique, si j'ose m'exprimer ainsi, où retrouverai-je l'opinion des auteurs, la confirmation de celle que j'ai émise moi-même sur la nature du mal? où donc se font remarquer la prédominence nerveuse, celle des organes de la bile? et pourtant le cholera n'est pas une maladie essentiellement inflammatoire, car alors on n'en mourrait pas si souvent, surtout pas aussi rapidement. Ce n'est pas non plus une congestion sanguine cérébrale, pulmonaire, précordiale, on guérit assez communément ces accidens qui se rencontrent dans la pratique d'un jour à l'autre; le sang ne s'est pas porté vers ces

(1) Observations de MM. Maray, Brière et Legallois.
(2) Antomarchi.

organes, il y est resté comme surpris ou interrompu dans sa course par l'action soudaine et puissante de cet agent délétère dont on rencontre partout les traces et qu'on ne voit nulle part.

Dans cette perturbation, la sensibilité nerveuse s'accumule sur les centres ou plexus abdominaux, se retire des extrémités et laisse paralysée, ou tout au moins très-affaible la contractibilité artérielle, spécialement chargée du phénomène admirable de la circulation.

Que n'ai-je à raconter des faits plus rassurans, des observations plus satisfaisantes, de plus heureux résultats! Mais bientôt le moment sera venu où, passant à l'histoire du cholera simple, j'aurai à m'entretenir d'une maladie moins grave, que tous les médecins du pays connaissent, qu'ils ne craignent pas, que j'ai rencontrée moi-même sur un certain nombre d'individus atteints simultanément, après avoir été soumis à l'influence des mêmes causes. J'arrive aux moyens préservatifs et curatifs qu'on oppose au cholera oriental. C'est à l'hygiène, à la chimie et à une bonne économie politique qu'on demandera les premiers; c'est à la matière médicale et à la thérapeutique qu'on a le droit de réclamer les autres.

Préservatifs.

Se prémunir contre les transitions brusques de l'air, entretenir avec soin la peau dans l'intégrité de ses fonctions, pratiquer des frictions douces sur toute la surface du corps, le matin en se levant ; prendre de temps à autre quelques bains à une température de 20 à 30 degrés ; faire usage d'une lotion avec l'eau de lavande, depuis la nuque jusqu'à l'extrémité de l'épine dorsale, tous les deux ou trois jours ; habiter un appartement convenablement aéré, prendre un exercice modéré tous les jours après les repas ; vivre sobrement, et d'alimens que l'on préfère ; ménager l'estomac, sortir de table avec un sentiment d'appétit non entièrement satisfait ; boire du bon vin coupé avec moitié d'eau ; soutenir l'estomac sans l'irriter ; permettre une tasse de café aux personnes qui en ont l'habitude et auxquelles il est indispensable. Que les tempérammens nerveux et irritables s'en abstiennent comme de liqueurs. On évitera avec soin les émotions vives qui mettent désagréablement en jeu le système nerveux, mais surtout on devra se soustraire à l'influence débilitante des passions tristes, le chagrin, le découragement, la douleur mentale, etc. ; conserver son calme, ne rien retrancher de ses habitudes et de ses occupations journalières ; éviter les veilles, autant qu'un sommeil trop prolongé ; éloigner tout ce qui énerve le corps et l'âme ; être continent. Enfin, se défendre toute espèce de relations inutiles, avec les lieux, les personnes ou les choses qui auraient été soumis à l'action des objets infectés ; s'il n'était pas possible de s'en dispenser, on éviterait particulièrement de se placer sous le vent en se mettant en rapport.

La chimie vient aussi offrir son tribut, et M. La-

5

baraque recommande l'usage des chlorures ; toutefois un médecin distingué par son instruction et par
ses travaux en chimie médicale, M. le professeur
Masuyer, paraît être fondé à lui disputer la priorité
dans l'emploi de ces désinfectans, avec lesquels il a
combattu les typhus qui désolaient l'armée pendant
les premières années de ce siècle. Et, s'il est vrai
qu'on puisse trouver de l'analogie entre toutes les
maladies épidémiques qui font de très-nombreuses
victimes, pourquoi les substances qui neutralisent
les miasmes délétères dans les unes, ne parvien-
draient-elles pas à les détruire, ou tout au moins à
les modifier dans les autres ? Telle est la question
que propose M. Masuyer en faveur des préparations
de chlore, qu'il indique comme préservatives du
cholera. De nombreux antécédens l'ont amené à de
bons résultats ; voici, entr'autres, ce qui arriva à
Strasbourg en 1813, lorsque le typhus ravageait
Mayence, où il enleva 9000 habitans ; des soldats
évacués de cette ville infectée, en communiquant
avec leurs hôtes, leur donnaient un mal dont ils
étaient atteints eux-mêmes. D'après les observations
de M. Masuyer et les ordres du Préfet du Bas-Rhin
qui l'avait consulté à cet égard, un vaste corps-de-
garde, en forme de lazaret, fut établi hors de la ville,
sur la route d'Allemagne ; là, les militaires arrivant
isolément de la grande armée étaient soumis, ainsi
que leurs effets, à la désinfection par le moyen
d'un appareil de Guyton, placé et enlevé à volonté,
sur lequel on semait du chlorure de chaux. Trois ou

quatre heures suffisaient à cette opération ; les malades étaient dirigés sur l'hôpital, et les autres en-
voyés dans leurs logemens. Par cette précaution fort
simple et peu coûteuse, Strasbourg ne connut pas
l'épidémie.

Dès l'année 1806, les chlorures de chaux et de
sodium liquides furent ceux avec lesquels ce professeur essaya ses expériences ; il en faisait simplement arroser les salles des hôpitaux, mais il ne tarda
pas à s'apercevoir qu'ils ne remplissaient pas suffi-
samment ses intentions, et les abandonna. Il rem-
plaça le désinfectant liquide par le chlorure de chaux
pulvérulent, moins cher et plus actif. Pour cela, il
se faisait précéder par un infirmier portant un vase
rempli de muriate de chaux, qu'il répandait entre
les lits des plus malades ; dès lors la contagion ty-
phoïde disparut.

Lorsqu'on emploie le chlorure liquide, l'odeur du
chlore disparaît trop promptement ; elle se conserve
plus de vingt-quatre heures par le moyen du chlorure pulvérulent. Alors on peut fermer les salles de
meilleure heure, et les ouvrir plus tard dans les
temps froids et humides, ce qui n'est pas sans
avantages. Par ce procédé il s'opère une désinfection
double, 1.° en décomposant les miasmes délétères
qui contiennent l'hydrogène ; 2.° en absorbant l'a-
cide carbonique qui se forme dans les salles pendant
la nuit.

Le lendemain on balayait le chlorure semé la
veille, et on le remplaçait par du nouveau ; les co-

lonnes désinfectantes du chlore , qui se dégagent depuis le sol jusqu'à hauteur d'hommes entre les lits, isolent les malades de leurs voisins aussi parfaitement que s'ils étaient à vingt minutes de distance les uns des autres.

. Voilà un exemple très-rassurant de la puissance désinfectante des préparations chlorurées , et le cas échéant, ne pourrait-on pas employer ce moyen contre le cholera dans les établissemens sanitaires et dans les maisons particulières, où l'on en modifierait l'emploi selon l'occurence , en plaçant des creusets de chlorure dans les corridors , sous les voûtes, et au besoin dans les appartemens, immédiatement après le lever des habitans? On le ferait avec avantage , j'en ai la certitude ; on devrait à ce soin fort simple, la conservation d'un grand nombre d'individus. Ce moyen, ce me semble, vaudrait bien le kina conseillé par le docteur Coster. Ces précautions seront appréciées sans doute par les personnes qui sont à même de juger de leur valeur et de leur opportunité ; mais pour qu'elles soient efficaces, il faut qu'elles soient générales : ceux qui s'y soustrairaient, deviendraient, au milieu d'une population, un foyer pestilentiel par lequel se communiquerait la contagion, et se verraient paralysés les efforts conservateurs des hommes prudens et amis de l'ordre. Loin de nous ces esprits frondeurs et frivoles , dont l'unique plaisir est de dénigrer et de se jouer des mesures prises hors du cercle étroit qui les environne. Les grands événemens veulent de grandes résolutions; il faut à tout prix éloigner l'infection : notre intérêt personnel, l'intérêt de la société entière, dépendent de la soumission avec laquelle nous voudrons bien nous résigner à tous les sacrifices qui, au besoin, nous seraient imposés. Nous recueillerons nous-mêmes les fruits des privations et de la gêne que nous avons souffertes, et on ne pourra pas ironiquement nous adresser le *Sic vos non vobis* du poète mantouan.

Traitement.

Voici quel est celui que les médecins russes ont employé jusqu'à ce jour, et que leur inspecteur, M. Hubenthal, appuie de son autorité. D'abord ils combattent le mal fixé principalement sur les organes nobles, puis ils cherchent à rétablir l'équilibre entre la circulation intérieure et la circulation extérieure, ainsi qu'à replacer le corps dans sa température normale. Ensuite ils soutiennent de tous leurs moyens les forces vitales qui semblent abandonner le système nerveux, dont l'harmonie tend d'un moment à l'autre à se rompre, à se détruire.

Pour remplir la première indication, tous s'accordent à faire usage de la saignée, dès le début. L'ouverture de la veine est large, car le sang coule difficilement, si difficilement que souvent, pour en obtenir une quantité suffisante, il faut avoir recours à un bain de 50 à 52 degrés.

La saignée pratiquée, on réchauffe le malade par des fomentations d'une infusion de bouleau; c'est la feuille de cet arbre, si commun dans le pays, que l'on préfère; si l'on veut on y supplée par le houblon, ou par des plantes aromatiques; ce moyen se continue jusqu'à ce que le pouls devienne plus sensible. Si le froid n'est pas extrême, ils emploient les embrocations avec l'huile, le goudron, les frictions avec des infusions de moutarde, la teinture de cantharide, l'esprit de camphre et l'amoniaque,(1) avec l'esprit de vin et de menthe poivrée, les bains à 30 degrés ; si le froid est trop vif, ces remèdes, et toute pression extérieure deviennent inutile, même nuisibles. Les synapismes, les vésicatoires et le sable chaud ne sont employés qu'au commencement, plus tard l'insensibilité de la peau paralyse leurs bons effets, on les remplace alors par la cire fondue, la brûlure au talon. Le médecin que je viens de nommer croit que le calomelas, si vanté des Anglais et des Français, est au-dessous de sa réputation ; il s'abstient d'en faire usage.

Ceux qui l'emploient, l'administrent à la dose de deux à quatre grains, combinés avec un quart de grain ou un demi-grain d'opium, de trois en trois heures, pendant l'intensité; ils le remplacent par la teinture de rhubarbe, lorsqu'il y a amélioration.

Dans le second cas, le remède souverain, c'est l'opium,(2) dont l'action est d'autant plus sûre qu'il

(1) D. Noël, chirurgien en chef de l'armée française dans l'Inde en 1781, donnait l'alcali volatil six ou sept fois, à la dose de 10 à 12 gouttes dans un verre d'eau. Ce moyen lui réussissait.

(2) Si le laudanum à la dose de 10, 20, 30, 40, 60 gouttes était repoussé par le vomissement, on donnerait l'opium solide de 5 à 10 grains, ou en lavemens la teinture thébaïque.

est précédé d'évacuations sanguines plus abondantes,
et qu'il est uni à des émulsions huileuses, prises à
des intervalles très-rapprochés. Parmi les huiles, c'est
celle de pavots qui est la plus recherchée, pour arrêter les vomissemens. Les ivrognes, dont l'estomac
est affaibli par les boissons spiritueuses, réclament
encore les substances médicamenteuses de cette nature. Les autres remèdes glissent sans effets sur les
surfaces muqueuses, usées par des stimulans conti-
nuels. On donne alors l'éther sulfurique, les tein-
tures d'opium et d'aloès, de cardamana, d'esprit de
minderer, l'huile de menthe poivrée, l'infusion de
poivre noire, l'opium dans l'eau de noix muscade.
On ne permet pas aux malades de s'endormir, au
contraire ils sont tenus éveillés, soit en leur parlant,
soit en leur faisant respirer des odeurs fortes. Les
médecins du Nord prétendent que le sommeil dans
le cholera est favorable à la mort. Ils le permettent
seulement lorsque le malade est mieux.

Outre l'opium, tous les médecins en général emploient les infusions de feuilles d'oranger, de ca-
nelle, de menthe poivrée, avec le vin chaud. Si le
sujet est peu sensible, ou s'il est dans la stupeur, on
essaie la coloquinte, l'aloès. S'il y a rétention d'u-
rine, on donne l'huile de genièvre, l'esprit de nitre
éthéré. Enfin, et c'est ici le cas de répéter l'apho-
risme, *in maximis malis, maxima remedia*, les Al-
lemands ont tenté l'usage des acides minéraux,
même de l'acide prussique.

Pendant mon séjour en Russie, en 1812, et en
Allemagne, en 1813, j'ai entendu les médecins du

pays faire le plus grand éloge de l'huile de *Caïeput,*
ou *Kaïeput*, comme un des calmans les plus éner-
giques, même à très-faible dose ; ils le recom-
mandent également dans le cholera morbus. Ce médicament est une huile claire, transparente , un peu
verte, qui brûle sans laisser aucun résidu, et qui a
une odeur analogue à celle du camphre, uni à un
peu de thérébentine. Il vient des îles Moluques, et se
prépare avec les semences du *Melalenca Lemoden-
dron.* Cette huile serait fort dangereuse en France
où elle n'est pas connue ; cela s'explique par la né-
cessité de varier le traitement qu'on fait subir aux
hommes vivant sous un ciel tempéré, dont l'organi-
sation plus douce, est douée d'une sensibilité, d'une
irritabilité qui ne se rencontrent pas sous la zône
glaciale, ou dans les régions septentrionales plus
rapprochées de nous.

La boisson la plus communément employée par
les médecins français à Varsovie, est l'eau chaude,
ou l'infusion de menthe poivrée, avec une huitième
partie de sirop simple, prise par cuillerées toutes les
demi heures ; ou bien encore la décoction de salep,
avec quelques amandes amères, prises de la même
manière. Ils donnent en outre, dans la même jour-
née, ce mélange : *camphre et opium, de chaque un
grain ; calomel, un grain et demi ; sucre, dix grains,*
partagés en six doses. D'autres font usage de la pré-
paration suivante : *eaux oxymuriatique, sirop simple,
eau de fontaine,* de chaque deux onces ; une cuillerée
toutes les deux heures, ou bien la morphine en sirop
et en emplâtre.

J'ajouterai, l'usage de l'anti-émétique de rivière, que je ne vois employé nulle part, bien que partout il puisse, sans plus d'inconvénient que d'autres remèdes, entrer en ligne dans le traitement du cholera.

Tels sont les moyens qu'on oppose aux dangers de cette maladie. On y reconnaît bien le type de la médecine allemande; mais ce qui s'y fait remarquer de plus saillant, c'est l'énergie des substances qu'elle emploie; car il existe encore chez les peuples du Nord un reste de barbarie médicale, signalée par la polipharmacie, ou le charlatanisme des médicamens, dont ils abusent. Parmi nous, personne n'oserait faire usage de tant de remèdes, surtout sans en modifier considérablement les doses; déjà à Varsovie, se remarque la timidité des médecins français, lorsqu'on rapproche la manière dont ils opèrent, de celle des médecins polonais.

Au surplus, il n'y a point de remède spécial (1) contre le cholera, la cause essentielle en étant inconnue. C'est, analyse faite, une maladie complexe, qui résulte d'une affection catarrhale et d'un état nerveux, l'un de ces états prédominant sur l'autre, chez différens sujets. *Partant, observez, jugez Hoc opus, hic labor est.*

Passons au cholera simple du pays.

---

(1) L'opium est le seul qui mériterait ce nom ; Quarin rapporte qu'il était employé dans le cholera ordinaire par Sérapion et Héraclide de Tarente, qui vivaient 200 ans avant J. C.

Dans les livres de médecine indiens, écrits en langue sanscrite, ce médicament était employé dans des cas analogues.

II.ᵉ PARTIE.

DU CHOLERA SIMPLE.

Eɴᴠɪsᴀɢéᴇ dans toute sa simplicité, cette maladie, toujours aiguë et brève, est aussi toujours sérieuse, bien qu'elle soit assez rarement mortelle. Telle que nous la remarquons dans ces contrées, telle qu'on la voit se présenter dans les différentes provinces de France, elle est susceptible de revêtir un caractère de gravité relatif aux causes individuelles ou locales dont elle procède.

Le mot *Cholera* est formé de deux racines grecques χολή (bile), et ρέω (je coule). Ce qui signifie flux de bile, flux hépatique des anciens. C'est là du moins le caractère distinctif sous lequel Hyppocrate et Galien font connaître le choléra. Les latins ont ajouté *morbus* aux mots grecs, et les Français ont introduits dans la langue médicale les deux mots réunis, qui ne rendent pas d'une manière exacte le sens qu'on leur donne. On appelle aussi cette maladie *trousse-galant,* mot trivial, à la vérité, mais qui en langue vulgaire n'est pas sans quelque valeur.

Je l'ai déjà dit, les nosologistes ont classé le cholera ordinaire, chacun selon l'opinion qu'il s'était formée du caractère, de la nature de cette maladie. Cullen en a fait une névrose ; c'est, a-t-il dit, une affection convulsive, procédant de la mobilité du

canal alimentaire : il la considère comme pouvant
être idiopathique, c'est-à-dire, existant indépen-
damment d'une autre maladie, et symptomatique
au contraire, comme devant son existence à
une cause éloignée, ou comme étant le symptôme
d'une maladie essentielle ; je cite mon auteur, et ne
le commenterai pas, mon but n'est pas de faire
de la théorie.

Sauvages, Vogel, Tonrtelle, l'ont classé parmi les
flux, Sthol lui attribue une origine bilieuse ; et
voyant trop souvent dans un transparent jaune, il n'a
rencontré le cholera que chez des sujets d'un tempérament bilieux. Pinel, le patriarche des médecins
français, celui qui, le premier, a su faire l'application de la philosophie à la médecine, qu'il a sortie
du chaos et de la confusion, a eu l'heureuse idée de
classer les maladies, d'après leurs caractères généraux, d'après les systèmes d'organes sur lesquels
elles établissent leur siége ; travail estimable qui a
fait époque, bien qu'il soit susceptible de plus
d'exactitude, de plus de précision ; Pinel, dis-je, re-
garde le cholera comme une variété de l'embarras
gastrique ; je laisse à d'autres le soin d'examiner
lequel de ces hommes célèbres a bien caractérisé la
maladie par le rang nosologique qu'il lui a assigné ;
je me bornerai à dire que si tous ne lui ont pas
donné son véritable type, on peut du moins
lui en former un de l'opinion collective de tous.
C'est ce qu'a fait M. Double, dans le rapport qu'il
vient d'adresser à l'académie sur le cholera oriental,

dont j'isole ici le genre épidémique. C'est aussi par
rapprochement que j'ai formé la mienne ; j'ai vu le
cholera simple, je l'ai suivi, j'en rapporterai tout à
l'heure des exemples, et je me suis convaincu que si
les organes secréteurs de la bile ne sont pas exclusivement compromis dans cette maladie, je dis plus,
si l'énergie dont ils sont doués et l'abondance des
fluides dont l'élaboration leur est confiée n'en est
pas une cause immédiate, encore peut-on alléguer
qu'ils n'y sont pas étrangers. Comme mes collègues,
j'ai fixé mon attention sur le fluide qui régit la sensibilité et la contractibilité des nerfs, fluide qu'on n'a
pas le droit d'exclure, si l'on n'ose prendre celui de
l'admettre en physiologie, et j'ai cru reconnaître par
l'excessive exaltation de la douleur, par les contractions et les mouvemens convulsifs en tous sens qui
l'accompagnent, combien cet agent invisible, que
de savans médecins ont invoqué ou mis en jeu avant
moi dans leurs recherches sur les causes des maladies
nerveuses, doit avoir d'influence dans les scènes
orageuses du cholera, et combien le rôle qu'il y
joue est important.

Quoi qu'il en soit, cette maladie, dont les causes
sont à peu près les mêmes que dans le cholera épidémique, est représentée particulièrement par une
évacuation considérable de matières d'abord ali-
mentaires, puis bilieuses, enfin blanchâtres laiteuses ;
ce qui justifie son classement parmi les flux. Il est
rare d'ailleurs que dans une classification systéma-
tique, chaque chose soit bien exactement à sa place ;

mais dans ce cas les bons esprits aident à la lettre, et suppléent avec indulgence à quelques erreurs ou à quelques irrégularités inévitables dans une si vaste entreprise.

Ainsi donc, pour me résumer, je dirai avec la certitude de ne point être contredit, que le cholera est une évacuation continuelle de matières contenues dans les voies de la digestion, provoquée par une irritation organique de l'estomac, du foie et de leurs dépendances, au milieu de laquelle les nerfs se font remarquer par le développement d'une excitabilité perturbatrice.

Parmi nous il s'annonce de loin par des douleurs de tête, l'amertume de la bouche, les nausées, les frissons, les lassitudes, le dérangement du pouls.

Il est au contraire subit et sans avant-coureurs dans les lieux où il règne épidémiquemeut aujourd'hui. Ses symptômes sont une douleur vive dans le canal alimentaire, du moins sur quelques points de son étendue; évacuations abondantes et soutenues, crampes aux jambes, froid aux extrémités, syncopes; pouls faible et vîte, chaleur brûlante à l'intérieur, soif, hoquet, délire, vertiges, altération des traits de la face qui bientôt se décompose, enfin la mort. Mais elle n'a pas lieu lorsque les vomissemens sont sans odeur, assez éloignés les uns des autres, lorsque le sommeil est réparateur, tant court soit-il. La chute de la douleur, la diminution de la soif, et la régularité sont des signes favorables.

Le cholera simple, bien traité, fait peu de victimes ; abandonné à lui-même, ou contrarié par quelques mesures intempestives, il donne la mort.

Le pronostic en est facile ; la réunion des symptômes que je viens d'énumérer et qui manquent rarement, donne aux malades un air de famille qui empêche de le méconnaître un seul instant.

Le cholera morbus est sporadique en France : quelques circonstances particulières peuvent, dans certaines localités, le rendre endémique ; mais il est fort rarement épidémique. En 1669, Sydenham l'a vu régner en Angleterre sous ce type ; il dura peu. Dehaën l'a observé en 1747, conjointement avec d'autres maladies épidémiques, dont probablement il compliquait la marche en aggravant leur caractère ; dans ce cas peut-être , des évacuations abondantes et continuelles, ainsi qu'un froid peu commun , auront suffi pour faire croire à l'existence d'un cholera , alors que ces phénomènes n'étaient qu'une anomalie. Cette supposition est ici sans importance ; j'ai rencontré souvent le cholera solitaire pendant une pratique de vingt années, mais aussi je l'ai trouvé sur plusieurs individus simultanément ; une même profession, les mêmes causes l'avaient produit. Voici le fait : en 1825 une forge considérable devint la proie des flammes ; dix-huit familles d'ouvriers perdirent une partie de leur mobilier et de leurs provisions, une habitation commode, enfin la tranquillité et l'aisance, par la suspension momentanée de leurs travaux. Tous avaient été sans relâche occupés pendant douze heures à éteindre le feu ; ils vinrent le soir rejoindre leurs enfans et leurs femmes établis dans le voisinage sous un bivouac, au milieu des meubles qu'ils avaient soustraits aux ravages de l'incendie. Le corps et l'esprit souffrirent également de cet événement.

On était sans abri ; la difficulté de trouver une habitation rapprochée de l'usine se fit sentir, et en effet on fut obligé de se réfugier dans des maisons basses, humides, que les nuits encore froides du mois d'avril enveloppaient de leurs vapeurs malfaisantes. On s'entassa dans des chambres étroites, où deux ménages se réunirent ; quelques-uns même se logèrent sous des lambris simplement appuyés contre un soliveau. Dans cette circonstance toutes les causes physiques et morales, susceptibles de provoquer les plus graves maladies, se trouvèrent réunies : fatigue, terreur, désespoir, privations, craintes d'un avenir malheureux, vicissitudes atmosphériques, etc. Aussi le cholera morbus éclata-t-il sur un certain nombre de ces malheureux ; mais avant de dire ce que j'ai vu au sujet de cette nouvelle infortune, je dois faire remarquer que les forgerons sont, par la nature de leurs travaux, placés dans une position spéciale et sans comparaison avec les ouvriers employés aux mécaniques, aux manufactures, à l'agriculture ou à toute espèce quelconque de fabrication. Aussi sont-ils exposés à des maladies spéciales qui exigent un traitement particulier. Placés pendant six heures consécutives à l'embouchure d'un foyer ardent dont la chaleur dépasse de beaucoup celle

qu'on éprouve sous les climats les plus brûlans ; ils
passent brusquement, en quittant la forge, à une
température très-inférieure, sans prendre, même en
hiver, les simples précautions qui n'échappent pas
à l'esprit le moins prévoyant. La sueur abondante
qu'ils répandent se répare par des boissons plus
abondantes encore, et leur corps est un alambic, si
je puis employer cette expression, sans cesse occupé
à transmettre au dehors les parties les plus limpides,
les plus douces de la limphe, laissant à l'intérieur,
dans une proportion nuisible, les parties salines
qu'elle contient. Aussi ces hommes sont-ils tous secs,
maigres, pâles, nerveux irritables, soumis à l'influence physiologique des organes biliaires, et par
conséquent exposés aux maladies d'irritation nerveuse, comme à celles qui résultent d'une trop forte
excitation de tout l'appareil gastro-hépatique ; de là
les hépatites, les embarras gastriques (*gastro inte-
rites*), les jaunisses, enfin le cholera simple. Celle-ci
prévalut.

Ce ne fut que six semaines après l'incendie, qu'il
se manifesta. Le premier malade était un homme de
40 à 45 ans, fort, robuste, laborieux, fort préoccupé
de son avenir, profondément affligé de sa position ;
il portait le type du tempérament qui dispose au
cholera. Après le repas du soir, sans avoir été pré-
venu par aucun malaise, sinon une pesanteur de
tête qui précéda de quelques jours ; la maladie
débuta soudain : coliques violentes, nausées, vomissemens, déjections bilieuses, froid incommode à la

surface du corps, plus remarquable aux extrémités ; pouls petit, faible et accéléré ; voix émue, crainte de la mort, défaillances, face altérée, grippée ; à ces symptômes dont personne ne peut se dissimuler la gravité, la famille entière s'allarma ; mais le mal s'accrut encore pendant la nuit. Appelé le matin, j'arrivai assez tôt pour opposer quelques remèdes à la marche rapide de la maladie, dont il me fut facile de bien apprécier le caractère, qui m'indiquait sans équivoque le traitement que j'avais à mettre en usage.

Il fallait, sans plus attendre, s'opposer à la continuation des évacuations, éteindre la sensibilité trop vive de l'estomac, rappeler la chaleur, relever le pouls et rassurer le malade. Ces indications furent remplies par l'usage d'une dissolution d'opium gommeux dans de l'eau de coquelicot et de bouillon blanc ; par les frictions, les bains chauds de décoction de feuilles de noyer, l'eau de mauves prise en lavement et anodinée par l'addition de dix à douze gouttes de laudanum de Sydenham ; la décoction blanche fut essayée, et le malade ne s'en trouva pas mal. La grande irritation intestinale s'appaisa par l'usage des boissons mucilagineuses, l'eau de poulet, l'eau de lin divisée avec une faible partie de petit lait clarifié. Par ces moyens toujours précieux, les particules acrimonieuses que laissent après elles les évacuations bilieuses, et qui causent un feu insupportable à la muqueuse des intestins, furent entraînées en lavage. Ce traitement réussit, les crampes

empêchèrent le malade de demeurer dans le bain
pendant le temps nécessaire ; mais ces contractions
musculaires cédant elles-mêmes avec le spasme , et
l'érétisme de la machine entière , on l'y replongea
avec un succès parfait. La peau s'ouvrit, le pouls se
releva et prit son rythme naturel ; les vomissemens
cessèrent insensiblement, le sommeil reparut. La
convalescence eut lieu le quatrième jour de la maladie. Cette courte période de désordres avait suffi
pour déranger tous les ressorts organiques dont le
mouvement fait vivre ; le malade fut pendant quelque temps languissant, et surtout fort irritable ;
néanmoins sa santé se rétablit entièrement après un
mois.

Trois jours après l'apparition de ce premier cholera , je vis s'en manifester un second sur un chef
de famille, âgé de 40 ans ; sa constitution sèche et
nerveuse n'eut à souffrir d'aucun prélude qui annonçât
cette brusque attaque. Comme dans le cas précédent,
vomissemens fréquens, coliques, déjections alvines,
froid extérieur, chaleur brûlante à l'intérieur, soif
ardente, pouls misérable , etc. , si bien qu'en peu
d'heures la voix fut presque éteinte , la face s'hyp-
pocratisa ; en général, cet homme parut être atteint
avec plus de violence que son camarade. Je le vis
dans l'après-midi ; il était tombé malade le matin
en se levant, il fut sans hésiter soumis au même
traitement, qui donna le même résultat, à quelques
légères différences près.

Les autres successivement devinrent malades à

leur tour, et présentèrent ensemble un cholera épidémique qui se borna aux personnes soumises aux
influences atmosphériques ; aux peines physiques et
morales que j'ai fait connaître. Aucun habitant du
village, étranger à ces causes, ne fut atteint.

Ces cholériques éprouvèrent les mêmes accidens,
guérirent par les mêmes remèdes, et eurent une
convalescence plus ou moins longue, selon qu'ils
furent soigneux, sobres et attentifs à se prémunir
contre les mauvais effets de l'humidité et d'un travail prématuré.

Cependant, malgré les traits saillans auxquels on
reconnaît le cholera, malgré cet air de famille qui se
fait remarquer chez tous les malades, on ne peut se
dissimuler que quelquefois des nuances plus ou
moins sensibles , et dépendantes du tempérament
de l'individu ou de quelques circonstances de sa vie,
de relation, se dessinent dans le cours de sa maladie ;
alors on doit s'occuper à les bien saisir pour leur
opposer les moyens curatifs qu'elles réclament ; c'est
aussi ce que j'ai fait.

Quelques sangsues à l'épigastre, lorsque cet organe
conservait, après les efforts des vomissemens , une
sensibilité redoutable ; dans le cas contraire, quelques légers cordiaux lorsqu'il tombait dans l'atonie
ou le relâchement, lorsque le tube alimentaire conservait des signes de faiblesse ou de langueur. La
similitude qui marque ces observations ne me permet pas de leur donner plus de développement ; des
redites indispensables fatigueraient au lieu d'inté-
resser : je passe aux autres faits.

Plusieurs années s'écoulèrent avant que je rencontrasse le cholera ; enfin, au mois de novembre dernier, un cultivateur, habitant les montagnes du Jura, âgé de 5o ans, petit, trapu, vif, contrarié dans ses projets, ressentit subitement, dans un temps de froid, qu'augmentait un vent d'est assez violent, des nausées, un malaise général, auquel succédèrent des vomissemens abondans et fréquens, un froid intense dont il s'inquiétait d'autant plus que dans toutes les maladies qu'il avait eues la chaleur et la sueur l'avaient promptement rétabli. Il était minuit lorsque la maladie éclata : on la prit d'abord pour une indigestion, et on s'en tint à quelques boissons communes, le thé, la tisane simple de fleurs de béchiques et l'eau sucrée. Je ne fus appelé que le lendemain vers les quatre heures du soir, seize heures après l'invasion de la maladie ; et le malade était près [d'arriver au terme de ses souffrances. Sa face était profondément altérée et amaigrie ; son pouls misérable, insensible : un simple frémissement artériel l'indiquait encore ; les lèvres, le nez, les doigts étaient froids et privés de leur sensibilité naturelle, les vomissemens successifs se faisaient sans efforts, comme par l'effet d'un coup de piston. Le malade conservait toute son intelligence, bien que ses sens prissent part à l'affaiblissement auquel il allait succomber. En vain j'essayai des frictions avec l'huile éthérée et camphrée, en vain le fis-je placer dans un bain chaud aromatisé de feuilles de noyer : ces soins furent inutiles, ainsi qu'une po-

tion avec l'arnica opiacé. Il mourut. Je ne pus obtenir
de la famille la permission de m'éclairer par l'ouverture du cadavre sur les causes physiologiques
d'une mort si violente. Il y a dans cet événement
quelque chose de beaucoup plus grave que dans les
choleras dont je viens de m'entretenir. Le malade
ayant succombé, il faut que la perturbation ait été
plus tumultueuse ; à la vérité le malade n'a pas reçu
à temps opportun les mêmes secours que les autres ;
comme aussi, l'intensité du froid qui régnait a pu
donner à la maladie un caractère de malignité qui
l'a poussée rapidement à un dénouement fatal ; d'un
autre côté, peut-être existait-il dans le sujet une
disposition physiologique particulière qui, réunie à
ces circonstances, aura rendu le danger plus près-
sant. Telle fut du moins mon opinion ; si je me
suis trompé, d'autres plus judicieux me feront connaître mon erreur ; j'ai toujours eu pour principe
de sacrifier mon amour-propre à mon instruction,
quelle que fût d'ailleurs la voie par laquelle elle pût
me parvenir.

Une maladie simple se traite par des remèdes
simples, et quelque grave que soit celle-ci dans sa
simplicité, nous n'employons pour la guérir que des
moyens faciles à se procurer. Je les ai tous indiqués
dans les exemples que j'ai rapportés plus haut, il
serait superflu d'y revenir avec trop de détails. Je
vais les rappeler sommairement, le cholera indigène
n'étant pas celui sur lequel se porte aujourd'hui
l'attention publique.

Quoique le cholera morbus paraisse être, à quelques médecins, de nature inflammatoire, tous sont d'accord sur l'inutilité de la saignée ; la prostration des forces qui suit de près l'explosion des premiers symptômes est une contre indication suffisante; et, s'il est des cas où ce moyen puisse convenir, un praticien exercé peut seul les indiquer. Il en est de même des vomitifs. On jugera combien un estomac fatigué par tant de mouvemens et de contractions convulsifs, serait sur excité par un émétique. Je repousse loin de moi, dans ma timidité, mal fondée peut-être, l'idée d'une médecine perexcitante ou perturbatrice, aujourd'hui employée particulièrement en Italie, en opposition avec la médecine des partisans de Broussais en France. Ainsi donc, après une boisson adoucissante, telle que l'eau de veau, de poulet, de pain grillé, le petit lait est le premier moyen à mettre en usage ; les lavemens émolliens, les fomentations de même nature, les bains de plusieurs heures, les huileux pris à l'intérieur, la thériaque unie à quelque peu d'opium ; un peu plus tard, si les premières boissons fatiguent le malade par leur insipidité, on les remplace par l'orangeade ou la limonade légère, l'eau d'épine-vinette ou de groseille, selon la saison.

Lorsque les vomissemens commencent à diminuer, on peut employer la potion de rivière pour les arrêter définitivement ; le médecin seul peut la proposer et la donner préparée auprès du lit du malade.

Mais si le mal fait des progrès, ou si l'on n'appelle

du secours que long-temps après le début de la maladie, il ne reste qu'une ressource, c'est l'emploi répété des narcotiques : le sirop karabé, celui de pavots, le laudanum. Quarin préconise à juste titre ces moyens, qu'il préfère aux antispasmodiques diffusifs ou passagers, comme l'éther, le camphre, les huiles essentielles aromatiques.

Ici se termine le petit travail auquel je viens de me livrer : mon but est d'être utile, en éclairant les hommes raisonnables sur ce qu'ils ont à craindre ou à espérer d'une maladie qui en veut aux masses. J'en ai indiqué la nature, le caractère, la marche et le traitement ; et si j'ai laissé au tableau que j'en ai fait un fond trop rembruni, j'ai aussi indiqué les moyens par lesquels on peut, du moins fort souvent, en effacer cette teinte mélancolique, et se livrer aux douces consolations de l'espérance.

L'intérêt du peuple est attaché à l'accomplissement des mesures de prudence et aux soins conservateurs dont le gouvernement s'occupe ; l'intérêt des individus veut qu'ils ne négligent aucune des précautions hygiéniques que j'ai fait connaître en leur lieu dans le cours de ce mémoire, dont on peut tirer les corollaires suivans :

1.º Le cholera qui ravage actuellement la Russie et l'Allemagne, a pris naissance dans l'Inde.

2.º Les causes de cette maladie existent dans des miasmes atmosphériques : elles prennent leur force dans l'intempérance, les privations, la misère qui accablent les hommes réunis en masse.

3.° Sa marche est lente et progressive d'orient en occident ; il se fixe particulièrement dans les lieux où se trouvent réunis une grande quantité d'hommes et d'animaux ; dans les armées, dans les villes populeuses. On a remarqué que le cours des grandes rivières était un facile conducteur des miasmes qui en recèlent les principes.

4.° Le cholera indien est épidémique et contagieux ; telle est du moins, quant à présent, l'opinion la plus générale. Son élément est renfermé dans les vapeurs délétères répandues dans l'atmosphère.

5.° Son siége et son caractère ne sont pas absolument connus ; néanmoins, il exerce son action sur les centres nerveux abdominaux , et simultanément sur la muqueuse des voies digestives qu'il irrite. C'est tout à la fois une excitation nerveuse outre mesure, et une phlegmosie des muqueuses.

6.° Les variations atmosphériques contribuent puissamment à lui donner de l'intensité ; le grand froid surtout augmente le danger. Il faut ajouter la disposition physiologique du sujet.

7.° Le cholera oriental est susceptible de perdre de sa violence en s'approchant des régions tempérées , où il ne rencontrera pas autant d'alimens propres à soutenir sa malignité.

8.° Quelle que soit la facilité avec laquelle il s'introduit dans une ville ou dans une province , on a prouvé que les précautions et les mesures sanitaires, déployées à temps utile, ont brusquement arrêté sa marche.

9.° Cette maladie, telle qu'on la remarque dans le Nord, diffère sous plusieurs rapports de celle qui est indigène parmi nous ; d'abord par sa nature et son type épidémique, ensuite par son caractère délétère si promptement mortel, par l'insuffisance du traitement dans le plus grand nombre des cas.

10.° Néanmoins on peut, par des moyens de prudence et par de sages précautions hygiéniques, s'en défendre assez facilement.

11.° Le cholera simple se fait remarquer isolément en France ; il n'est pas de médecin qui ne le rencontre tous les ans dans sa pratique.

12.° Les causes en sont évidemment dans l'intempérance, dans les influences extérieures dépendantes des variations de la température ; les dispositions individuelles dans les tempéramens secs et bilieux.

13.° Autant cette maladie exerce peu de ravages dans son état naturel et lorsqu'elle est bien soignée, autant elle est funeste lorsqu'elle subit la plus légère complication dans sa marche, la plus légère contrariété dans son traitement.

14.° Enfin, tout porte à croire que le cholera épidémique qui nous menace n'exercera pas en France les ravages qu'il a faits dans le Nord, d'où il s'élance avec éclat, pour venir peut-être expirer sans bruit sur les côtes de l'Océan.

LONS-LE-SAUNIER, IMPRIMERIE DE FRÉDÉRIC GAUTHIER.

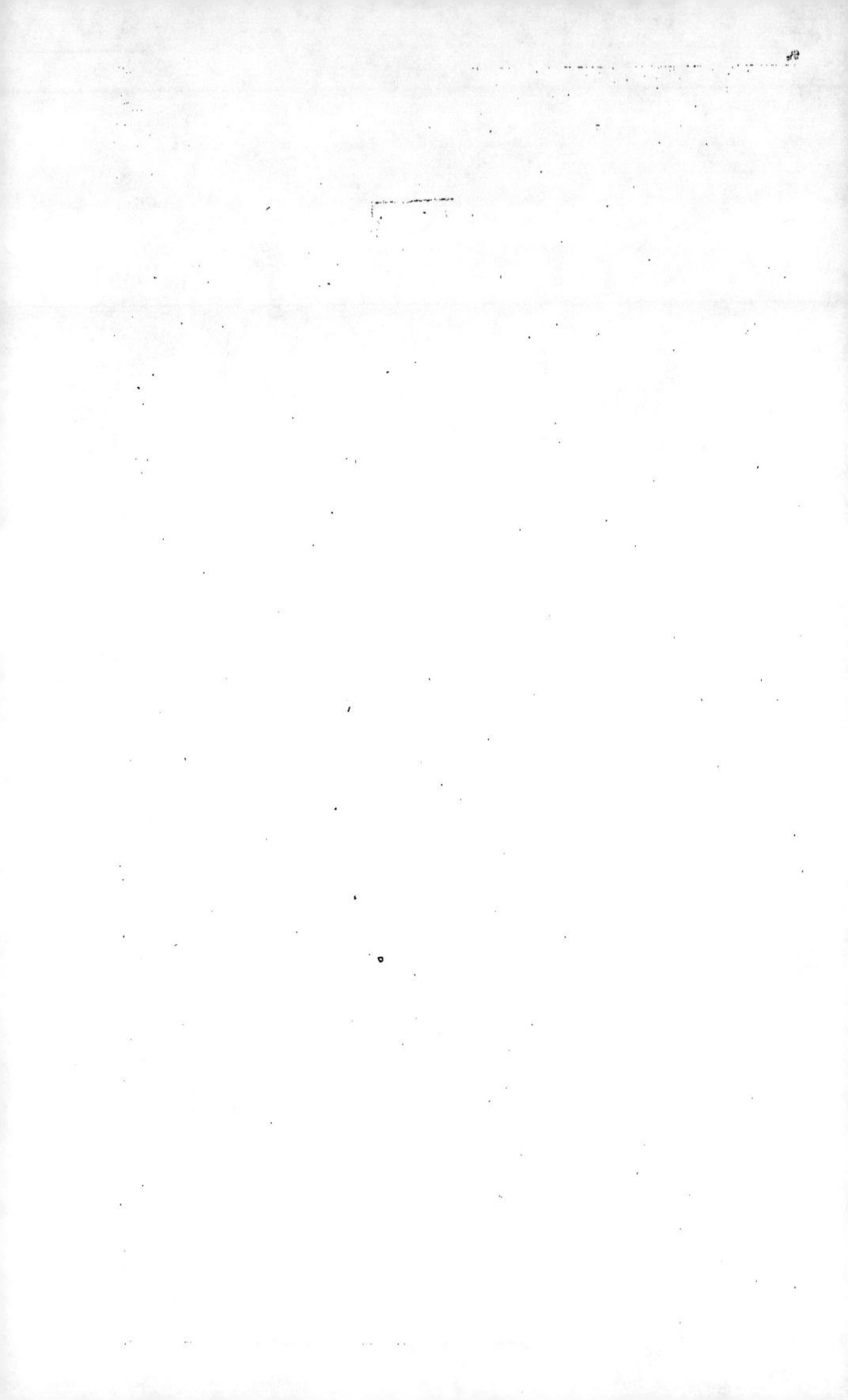

www.ingramcontent.com/pod-product-compliance
Lightning Source LLC
Chambersburg PA
CBHW070830210326
41520CB00011B/2195